BEI GRIN MACHT SICH IHR WISSEN BEZAHLT

AF153511

- Wir veröffentlichen Ihre Hausarbeit,
  Bachelor- und Masterarbeit

- Ihr eigenes eBook und Buch -
  weltweit in allen wichtigen Shops

- Verdienen Sie an jedem Verkauf

Jetzt bei www.GRIN.com hochladen und kostenlos publizieren

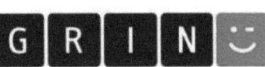

Was ist COPD und wie wirkt sie sich auf die Lebensqualität und unser Gesundheitssystem aus?

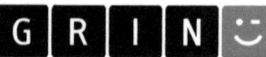

Bibliografische Information der Deutschen Nationalbibliothek:

Die Deutsche Nationalbibliothek verzeichnet diese Publikation in der Deutschen Nationalbibliografie; detaillierte bibliografische Daten sind im Internet über http://dnb.d-nb.de abrufbar.

ISBN: 9783346795694
Dieses Buch ist auch als E-Book erhältlich.

© GRIN Publishing GmbH
Nymphenburger Straße 86
80636 München

Druck und Bindung: Books on Demand GmbH, Norderstedt Germany
Gedruckt auf säurefreiem Papier aus verantwortungsvollen Quellen

Das vorliegende Werk wurde sorgfältig erarbeitet. Dennoch übernehmen Autoren und Verlag für die Richtigkeit von Angaben, Hinweisen, Links und Ratschlägen sowie eventuelle Druckfehler keine Haftung.

Das Buch bei GRIN: https://www.grin.com/document/1316618

RHEINISCHE FACHHOCHSCHULE KÖLN

University of Applied Sciences

Fachbereich: Medizinökonomie

Studiengang: Medizinökonomie (B.A.)

Hausarbeit

Was ist COPD und wie wirkt sie sich auf Lebensqualität
und unser Gesundheitssystem aus?

Wintersemester 2014/1

Inhaltsverzeichnis

1   Einleitung

Es gibt in unserer Gesellschaft viele Faktoren und Ereignisse, die unser Leben verändern und beeinflussen. Einer dieser Faktoren kann z.B. eine Krankheit sein. Ein besonderes Augenmerk möchte ich auf die chronischen Krankheiten richten. Es handelt sich hierbei um Krankheiten, die zwar therapierbar, aber nicht heilbar sind. Hierbei sind besonders die Compliance des Patienten und eine Auseinandersetzung mit der Krankheit von höchster Bedeutung, wenn man gegen diese vorgehen will. Ein Beispiel für solch eine chronische Krankheit ist die COPD, die Chronisch obstruktive Lungenerkrankung oder in Englisch „chronic obstructive pulmonary disease".

1.1   Problemstellung, Zielsetzung und Forschungsfrage

Die COPD ist eine Erkrankung, die für tiefe Einschnitte in die Lebensqualität sorgt. Viele Menschen unterschätzen diese Erkrankung. Aufgrund der demographischen Entwicklung in unserer Gesellschaft, sowie der bestehende Unwissenheit nimmt sie tendenziell jedoch immer mehr zu, ohne das wir uns über das Ausmaß im Klaren sind. Den Grund für die erschwerte Erhebung von Studien zur Prävalenz sehe ich persönlich in der verspäteten Diagnostik der Erkrankung und das die anfänglichen Symptome mit einem geringen Leidensdruck einhergehen. Dennoch sind die Resultate und Erkenntnisse erschreckend und prognostizieren uns einen negativen Verlauf in die verschiedenen Bereiche unseres sozialen Systems.

Ich möchte in dieser Arbeit ein gewisses Verständnis zum Thema COPD vermitteln und die Forschungsfragen: "Was ist COPD?" und „Wie wirkt sie sich auf Lebensqualität und unser Gesundheitssystem aus?" erläutern.

1.2   Vorgehensweise

Im ersten Teil dieser Arbeit möchte ich den Fokus auf das Krankheitsbild der COPD, sowie auf die Therapie richten. Dies dient dem Grundverständnis, welches man benötigt, um dem Rest der Hausarbeit besser nachvollziehen zu können. Im zweiten Teil werde ich ein paar Diagramme, Zahlen und Fakten im Hinblick auf die Häufigkeit der betroffenen Personen vorstellen. Der dritte Teil beschäftigt sich mit den Auswirkungen der Erkrankung auf die Lebensqualität. Im letzten Teil werde ich kurz wiedergeben, wie sich die Krankheit auf unser Gesundheitssystem auswirkt.

2 Krankheitsbild COPD

Die chronisch obstruktive Lungenerkrankung (COPD), ist gekennzeichnet durch einen vermehrten Husten, Auswurf und Atemnot bei Belastung. Des Weiteren liegt eine Störung der Lungenventilation vor, welche mit einer Störung des Gasaustausches von O2 und CO2 einhergeht. Die COPD entsteht durch eine Vielzahl von Vorereignissen und entwickelt sich über Jahre hinweg, bis es zu einer Manifestierung kommt. Eine bekannte Hauptursache ist das Rauchen. Der Begriff COPD, ist eigentlich eine Art Sammelbegriff, denn er geht auf zwei führende Krankheitsbilder ein, welche die Diagnose festigen. Es ist wichtig zu wissen, dass beide Krankheiten nicht zusammen einhergehen müssen aber eine von ihnen diagnostiziert sein muss, damit man von einer COPD sprechen kann.[1]

Zum einen wird die Krankheit der chronisch obstruktiven Bronchitis beleuchtet. Kennzeichen dafür sind eine vermehrte Produktion von Husten und Auswurf.

Zum anderen spielt das Krankheitsbild „Lungenemphysem" mit ein. Hierbei geht es darum, dass man eine Überblähung der Lunge vorfindet. Genauer gesagt findet man eine Überblähung der kleinsten Strukturen in der Lunge vor, der Alveolen.[2]

Auf beide Krankheitsbilder werde ich zunächst kurz eingehen.

2.1 Chronisch obstruktive Bronchitis

Wie bereits erwähnt, entwickelt sich die COPD über mehrere Jahre hinweg. Demnach gibt es also einen Ursprung, in diesem Fall ist es die einfache chronische Bronchitis. Es ist eine Erkrankung, die reversibel ist.

Wenn diese Erkrankung immer wiederkehrend auftritt, sprechen wir nicht mehr von einer chronischen Bronchitis, sondern von einer chronisch obstruktiven Bronchitis (COPD). Der Begriff obstruktiv ist wichtig, weil die Obstruktion (Verengung) die drei führenden Symptome auslöst, insbesondere die Atemnot.[3]

AHA Symptome:

- Auswurf
- Husten
- Atemnot

---

[1] Vgl. Onmeda Redaktion, COPD, www.onmeda.de
[2] Vgl. Mira Seidel, COPD, www.netdoktor.de
[3] Vgl. Dr. Nonnenmacher, Chronisch obstruktive Bronchitis, www.symptomat.de

Des Weiteren ist die Verengung das Merkmal, was die COPD chronifiziert und unheil-
bar macht. Dennoch muss man anmerken, das der Husten und der Auswurf bereits bei
der chronischen Bronchitis als Symptome auftreten. Natürlich haben wir auch hier eine
Verengung der Bronchien, aber diese ist durch eine medikamentöse Therapie reversibel.

Die Ursache hierfür ist meistens das Rauchen, es können aber z.B. auch die Arbeits-
bedingungen sein, bei denen man giftige Dämpfe oder viel Staub einatmet.[4]

Fakt ist, dass wir durch diese Einflussfaktoren eine Reizung der Lungenschleimhaut
hervorrufen. Hierdurch wird aus der chronischen Bronchitis die chronisch obstruktive
Bronchitis oder auch COPD. Die Flimmerhärchen, welche Staubpartikel oder auch
Hustensekret abfangen oder aus der Lunge Richtung Mund transportieren, werden
beschädigt und führen ihre Tätigkeit nicht richtig aus. So wird die Reinigungsfunktion in
der Lunge vermindert und es sammelt sich vermehrt Sekret an. Des Weiteren verändert sich die innere Wandstruktur der Bronchien. Durch die Entzündung oder Reizung
werden sie dicker und die Bronchien verengen. Auch die Lungenbläschen (Alveolen),
wo der Gasaustausch zwischen O2 und CO2 stattfindet, fallen bei der Ausatmung in
sich zusammen.

Die chronisch obstruktive Bronchitis ist erst einmal nicht ansteckend. Allerdings gibt es
auch Erreger, die zu einer akuten Bronchitis führen können. Kommt es zu einer „Ver-
schleppung" dieser Erreger, kann es ebenfalls zu einer chronisch obstruktiven Bronchitis kommen, die dann aber ansteckend ist.[5]

2.2 Lungenemphysem

Das Hauptkriterium für die irreversible Krankheit des Lungenemphysems ist die auf
dem Röntgenbild sichtbare Überblähung der Lunge. Durch gegebene Einflussfaktoren
wird das Lungengewebe insofern verändert, dass die Alveolen überblähen[6]. Des Weiteren haben wir ein instabiles Lungengerüst, was die Ausatmung erschwert und somit
den Gasaustausch behindert. Ähnlich wie bei der chronisch obstruktiven Bronchitis
haben wir auch hier Symptome wie:

- Atemnot

- Leistungsabfall

- Einteilung blue bloater und pink puffer

  - Blue bloater: meist übergewichtig, blaue Haut durch Sauerstoffmangel, starker
    Husten und Auswurf. Außerdem niedrige O2 sowie erhöhte CO2 Werte

---

[4] Vgl. Onmeda Redaktion, Chronisch obstruktive Bronchitis Definition, www.onmeda.de
[5] Vgl. Onmeda Redaktion, Chronisch obstruktive Bronchitis Ursachen, www.onmeda.de
[6] Vgl. Fr. Schewior-Popp, Hr. Sitzmann und Hr. Ullrich, Thiemes Pflege, 2009

> Pink puffer: untergewichtig, trockener Husten, starke Atemnot, niedrige O2 Werte und leichte Zyanose [7]

Ähnlich wie bei der chronisch obstruktiven Bronchitis haben wir Rauchen als einer der führenden Ursachen für dieses Krankheitsbild. Aber es kann auch hervorgerufen werden durch einen vererbbaren Alpha-1-Antitrypsin-Mangel, welcher allerdings auch durch das Rauchen entstehen kann. Alpha-1-Antitrypsin ist ein Eiweiß, was dafür verantwortlich ist, dass bei Entzündungen umliegendes Gewebe nicht angegriffen wird.[8] Außerdem ist es ein Proteaseninhibitor, welches Proteasen neutralisieren soll. Proteasen wiederum sind Enzyme, die Keime und Bakterien die in die Lunge gelangt sind zerstören sollen. Sie können aber nicht zwischen fremden und körpereigenen Zellen unterscheiden. Somit greifen sie auch die Lunge selbst bzw. die Eiweiße an. Durch einen Mangel dieses Schutzeiweißes verliert die Lunge an Elastizität und begünstigt somit eine Überblähung der Lunge.[9]

2.3   Symptome / Komplikationen der eigentlichen COPD

In diesem Abschnitt möchte ich nochmals auf die Symptome sowie die Komplikationen der COPD eingehen. Dabei möchte ich anmerken, das sich das ein oder andere Symptom nochmal wiederholen wird.

Die führenden Symptome sie die AHA Symptome:

* Atemnot, welche anfangs nur bei Belastung auftritt, im höheren Stadium auch bei Ruhe

* Husten, der besonders am Morgen auftritt und zunehmend vorkommt

* Auswurf, der ebenfalls vermehrt am Morgen auftritt, aber immer zäher wird

Besonders tritt morgens der sogenannte Raucherhusten auf. Grund dafür sind die Flimmerhärchen die ihre Reinigungsfunktion nicht mehr richtig ausführen können.

Des Weiteren sieht man im späteren Verlauf die bereits erwähnten:

* Blue bloater

* Pink puffer

Weitere Symptome sind auch Atemgeräusche, wie ein Giemen oder Pfeifen beim Ein- und Ausatmen.

---

[7] Vgl. Till Hansmeier, Lungenemphysem, www.onmeda.de
[8] Vgl. Alpha1 Deutschland e.V., Alpha-1-Antitrypsin-Mangel was ist das ?, www.alpha1-deutschland.org
[9] Vgl. Thieme, Lexikon der Krankheiten und Untersuchungen, 2008

Zu den resultierenden Komplikationen zählen die:

- Vermehrte Ateminsuffizienz, welche durch die Zerstörung des Lungengewebes zu erklären ist, einhergehend mit einer Funktionsabnahme der Lungenleistung. Hierdurch haben wir eine schlechtere Oxygenierung des Blutes.

- Das Cor pulmonale, welches nicht auf eine Problematik des Herzens zurück zu führen ist, sondern auf die Probleme in der Lunge. So haben wir bei einer COPD einen erhöhten Druck im Lungenkreislauf, welcher aufgrund eines Rückstau des Blutes zu einer Hypertrophie des rechten Herzens führt.

- Anfälligkeit der Lunge für Infektionen, wie z.b. eine Lungenentzündung. Grund hierfür ist, dass die Lunge durch die COPD vorbelastet ist.[10]

- Bei Exazerbation spricht man von einer akuten Verschlechterung des Gesundheitszustandes, sowie der verstärkt auftretenden Symptome: Atemnot, Schleimbildung, Husten, sowie enge im Brustraum und ggf. grünlicher Auswurf. Gründe für die Exazerbation sind z.B. Infekte, Medikamente, die sich auf die Atmung auswirken oder Smog. Des Weiteren droht Gefahr, dass der Betroffene in eine CO2 Narkose rutscht, welche man auch als Hyperkapnie bezeichnet.

2.4 Diagnostik der COPD

Durch die Tatsache, dass sich die COPD meist schleichend entwickelt und die Symptome nicht von Anfang an stark ausgeprägt sind, werden sie oftmals als nicht drastisch oder wichtig empfunden.

Das hat zur Folge, dass die COPD sehr spät diagnostiziert wird.

Sobald die Beschwerden zunehmen und die Betroffenen zum Arzt gehen, werden folgende diagnostische Verfahren angewandt. In diesem Abschnitt möchte ich nur auf die gängigsten Diagnoseverfahren eingehen:

- Anamnese: Dieses Gespräch, dient zur Informationsaufnahme des Arztes. Die Ehrlichkeit des Betroffenen steht an erster Stelle. Der Arzt wird Fragen stellen wie z.B. „Rauchen Sie, wenn ja wie viel?", „Wie sieht die Farbe ihres abgehusteten Sekretes aus?", „Leiden sie unter Atemnot? Wenn ja, wann tritt diese auf? Beispielsweise beim Treppensteigen oder anderen Tätigkeiten?" oder „Sind sie Schadstoffen am Arbeitsplatz ausgesetzt?"

- Inspektion: Hierbei sprechen wir von einer körperlichen Untersuchung. Mittels Stethoskop hört man den Patienten ab, um ein Pfeifen oder Giemen festzustellen. Des Weiteren kann man ihn abklopfen, sobald dabei ein hohles lautes Geräusch ertönt, besteht verdacht auf ein Lungenemphysem. Bläuliche Bereiche auf der Haut deuten auch auf einen Sauerstoffmangel (Zyanose) hin. Die Abnahme einer BGA (Blutgasanalyse) gibt ebenfalls Aufschluss darüber, ob der Sauerstoffgehalt dem Kohlenstoffdioxidgehalt unterliegt. So können auch Beinödeme u.a., welche von einer Rechtsherzschwäche ausgehen, massiv auftreten.

---

[10] Vgl. Fr. Schewior-Popp, Hr. Sitzmann und Hr. Ullrich, Thiemes Pflege, 2009

- Lungenfunktionstest: Die häufigste und nennenswerteste Untersuchung wird als Spirometrie bezeichnet. Durch dieses Verfahren kann der Arzt eine Aussage hinsichtlich der Lungenfunktion treffen. Durch ein tiefes einatmen und ein anschließendes schnelles Ausatmen kann man sehen, wie viel Liter Sauerstoff innerhalb einer Sekunde ausgeatmet werden(FEV1 Wert). Sind die Bronchien verengt sinkt die Literzahl. Bei einer 25 jährigen Person mit einer Größe von 185 cm sollten es ca. 4,5-5 Liter sein. Anhand dieser Untersuchung können wir auch die Stadien der COPD ermitteln. Insgesamt gibt es vier GOLD (Global Initiativ of Obstruktive Lung Disease) Stadien.

GOLD Stadien

Stadium	Merkmale
0: Gefährdet	Chronischer Husten und Sputumproduktion, Spirometrie der Lungenfunktion ist normal
I: Leichte COPD	Leichte Behinderung der Ventilation (FEV$_1$/FVC < 70% aber FEV$_1$>= 80% vom Sollwert) mit oder ohne chronische Symptome. Betroffene sind sich häufig nicht bewusst, dass ihre Lungenfunktion nicht normal ist.
II. Moderate COPD	Verschlechterung der Ventilation (FEV$_1$/FVC < 70%, aber 50% =<FEV$_1$< 80% vom Sollwert) und Fortschreiten der Symptome, Kurzatmigkeit nach körperlicher Anstrengung
III: Schwere COPD	Fortschreitende Ventilationsstörung (FEV$_1$/FVC < 70%, aber 30% =< FEV$_1$< 50% vom Sollwert). Gesteigerte Kurzatmigkeit und wiederholte Exazerbationen, die die Lebensqualität des Patienten stark beeinflussen.
IV: Sohr schwere COPD	Schwerste Ventilationsstörung (FEV$_1$/FVC < 70%,aber FEV$_1$< 30% vom Sollwert) oder schwere chronische respiratorische Ausfälle. Lebensqualität wird noch weiter eingeschränkt und Exazerbationen können lebensbedrohlich sein.

Tabelle 1 GOLD-Stadien: IPA, Pesch, Merget, Raulf-Heimsoth, Brüning, Studie zur chronisch obstruktiven Lungenerkrankung im BGFA, 01/2014 http://www.ipa.ruhr-uni-bochum.de/publik/info0104/copd.php

- Bildgebende Verfahren: Dazu zählen das Röntgen, CT oder MRT. Sieht man hierbei eine aufgeblähte Lunge, kann dies auf ein Lungenemphysem hindeuten. Ansonsten dient es lediglich zur Abklärung von Infektionen.

- Laboruntersuchungen: Bei dieser Untersuchung, schaut man, ob z.B. Infekte die Ursache für eine exazerbierte COPD sind. Man untersucht die Entzündungsparamter, wie den CRP oder die Leukozyten auf eine Erhöhung. Des Weiteren kann man durch eine Blutuntersuchung das Antitrypsin-Mangel-Syndrom ausschließen. Ansonsten kann man auch den Auswurf auf Keime untersuchen.[11]

---

[11] Jens Lingemann, Diagnostik bei obstruktiven Lungenerkrankungen, www.copd-deutschland.de

2.5   Die Therapie

Je nachdem wie das Stadium der Erkrankung ist, richtet sich auch die Therapie danach aus. Sobald sich der Zustand verschlimmert, baut man die Therapie weiter aus. Das bedeutet, dass ein Medikament welches stärker wirkt nicht gegen ein anderes ausgetauscht wird, sondern dass es wird zusätzlich eingenommen. Da die häufigste Ursache der COPD das Rauchen ist, sollte hier zuerst angesetzt werden, um den Zustand zu stabilisieren oder zu verbessern. Des Weiteren sollten die Betroffenen Schulungen besuchen, in denen sie Techniken zur Atemgymnastik, eine sachgerechte Anwendung ihrer Medikamente oder das Verhalten bei einer beginnenden Exazerbation erlernen.

In späteren Stadien wird auch auf Rehabilitationsmaßnahmen zurückgegriffen, weil sich Betroffene aufgrund ihrer Krankheit isolieren und es teilweise zu Immobilität kommen kann, was zu einer deutlicheren Verschlechterung führt. Hier sollte man Ansätze finden, welche die Belastbarkeit der Patienten steigern und ihnen beibringen, bestimmte Atemtechniken anzuwenden, wenn sie unter Belastung stehen. In vielen Fällen wird die Therapie dennoch medikamentös angewendet, weil man die Risiken von Exazerbationen vermeiden möchte. Außerdem verschreibt man öfter langanhaltende Medikamente, weil sie effizienter und leichter anzuwenden sind. Die gängigsten Medikamente sind Präparate, welche die Bronchien erweitern und die Sekretbildung hemmen, wie z.B. Anticholinergika oder Beta-2-Sympathomimetika. In Stufe I arbeitet man meistens nur mit einem Präparat. In Stufe II kombiniert man die Präparate bereits und greift auf Rehabilitationsmaßnahmen zurück. Das Portfolio der medikamentösen Therapie bietet nicht nur Präparate, welche die Bronchien dilatieren, sondern man findet auch die Inhalation mit Kortison vor. Grund dafür ist eine Prophylaxe für Infekte, um eine Infektexazerbierte COPD zu vermeiden. Die Kortisongabe lässt sich in Stufe drei eingliedern. Erst in Stadium vier greift man auf das Medikament Sauerstoff zurück. Zwar verbirgt sich ein gewisses Risiko, weil man den Atemantrieb mit Sauerstoff hemmen kann, dennoch ist die Sauerstoffgabe aufgrund der schlechten Oxygenierung (Sauerstoffgehalt im Blut), sowie der respiratorischen Insuffizienz (verminderter Atemantrieb) essentiell. Um eine komplette Erschöpfung der Lungentätigkeit zu vermeiden (Ateminsuffizienz) erhalten Patienten ggf. ein Heimbeatmungsgerät, welches bei der Atemarbeit unterstützen soll. Grund hierfür ist, dass der Patient aufgrund der verminderten bzw. erschöpften Lungenfunktion nicht in eine CO_2 Narkose rutschen soll. Dies kann hier passieren, da die Lunge das CO_2 nicht richtig abatmen kann. Wenn sie trotzdem in eine Exazerbation rutschen, hilft auch das Heimbeatmungsgerät und die hauseigene Medikation nicht mehr. [12]

---

[12]Mira Seidel, COPD-Therapie, www.netdoktor.de

Es ist eine sofortige intensivmedizinische Betreuung notwendig. Das bedeutet, dass der Patient mittels Beatmung und aggressiver Medikation wieder stabilisiert werden muss. Bei Beatmung sprechen wir nicht direkt von invasiver Beatmung, man würde zuerst an eine NIV Beatmung (Nicht invasive Beatmung) ansetzten, um die Lunge beim abatmen des CO_2 zu unterstützen. Wenn diese NIV-Beatmung nicht adäquat ist muss der Patient ins künstliche Koma versetzt werden und mittels invasiver Beatmung stabilisiert werden. Diese Maßnahme versucht man zu umgehen, da die Risiken für Folgekomplikationen hoch sind. Es können weitere Infektionen durch künstliche Eintrittspforten entstehen wie z.b. dem Tubus oder dem ZVK. Des Weiteren werden Komplikationen durch die Sedativa verursacht, die der Patient 24 Stunden lang am Tag erhält. Probleme wie z.b. Obstipationen oder Blutdruckeinbrüche sorgen für eine Verschlechterung des Zustandes und können den Genesungsprozess erheblich behindern. Eine weitere Problematik oder Schwierigkeit stellt der Weaning-Prozess dar. Wir reden von einer entscheidenden Phase innerhalb der intensivmedizinischen Betreuung. Es betrifft die Entwöhnungsphase von der Beatmungsmaschine. In dieser Zeit versucht man den Patienten durch immer größer werdende Zeitintervalle von der Beatmung zu entwöhnen. Natürlich unterbricht man die Beatmungstherapie nicht direkt, sondern man stellt anfangs Beatmungsmodis ein, in denen der Patient mit atmen muss. Man trainiert die Lunge damit zu einer selbständigen Ventilation. Diese Prozesse sind gerade für COPD-Erkrankte besonders anstrengend und bedürfen einer intensiven Betreuung und Beobachtung des Patienten.

Des Weiteren denkt man in Stadium IV über operative Verfahren nach. Die meisten Empfänger für eine neue Lunge sind COPD Erkrankte.

3 Anzahl der COPD-Erkrankten

Die Häufigkeit für die Anzahl an COPD-Erkrankten ließ sich bis vor einigen Jahren nur schwer einschätzen. Die Gründe hierfür waren z.B., dass die WHO und die GOLD-Initiative uneinheitliche Messmethoden angewendet haben, welche zu unterschiedlichen Ergebnissen führten. Demnach waren die erhobenen Zahlen lückenhaft bzw. ungenau. Ein weiterer Grund für die schwere Erhebung ist, dass die COPD eine Erkrankung ist, die in vielen Fällen erst spät diagnostiziert wird, weil viele Betroffene die anfänglichen Symptome für nicht schlimm erachten.

3.1 BOLD Statistik

Damit man also eine internationale Prävalenz der Erkrankung COPD bestimmen konnte, ist 2005 das BOLD-Projekt (Burden of Obstrutive Lung Disease) ins Leben gerufen worden. Dieses Projekt wurde, stellvertretend für Deutschland, in der Klinik für Pneumologie der Medizinischen Hochschule Hannover durchgeführt.

Für die Studie hat man 2546 Personen kontaktiert, wovon sich 713 (28%) zurück meldeten und 683 (349 Männer u. 334 Frauen) zugelassen worden sind, weil alle Daten und Spirometrie Tests mit Reversibilitätstest erhoben worden sind. Von diesen 683 konnten 13,2 % im Alter von 40 Jahren und älter in eine GOLD-Klassifikation eingestuft werden. Die nachfolgenden Diagramme beziehen sich alle auf die Auswertung von 638 Probanden bzw. diejenigen, bei denen eine COPD diagnostiziert worden ist.

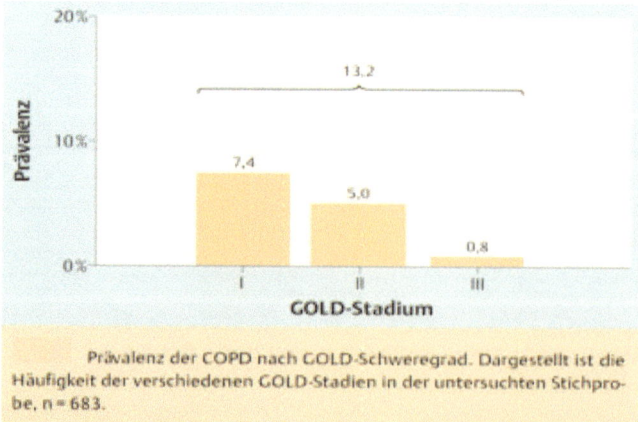

Prävalenz der COPD nach GOLD-Schweregrad. Dargestellt ist die Häufigkeit der verschiedenen GOLD-Stadien in der untersuchten Stichprobe, n = 683.

Abbildung 1 Prävalenz der COPD nach GOLD Stadium: H. Geldmacher, H. Biller, A. Herbst, K. Urbanski, M.Allison, A.S. Buist, J.M. Hohfeld, T. Welte, Die Prävalenz der COPD in Deutschland Ergebnisse der BOLD-Studie
http://www.nddmed.com/downloads/2008002%20Die%20Prevalenz%20der%20COPD %20in%20Deutschland%20Geldmacher%20Dtsch%20Med%20Wschrift%202008.pdf

In diesem Diagramm sehen wir die COPD-Prävalenz nach Alter und Geschlecht aufgeteilt. Die Anzahl der Betroffenen weiblichen Personen liegt in der Altersklasse von 40-49 Jahren über der Anzahl der Betroffenen männlichen Personen.

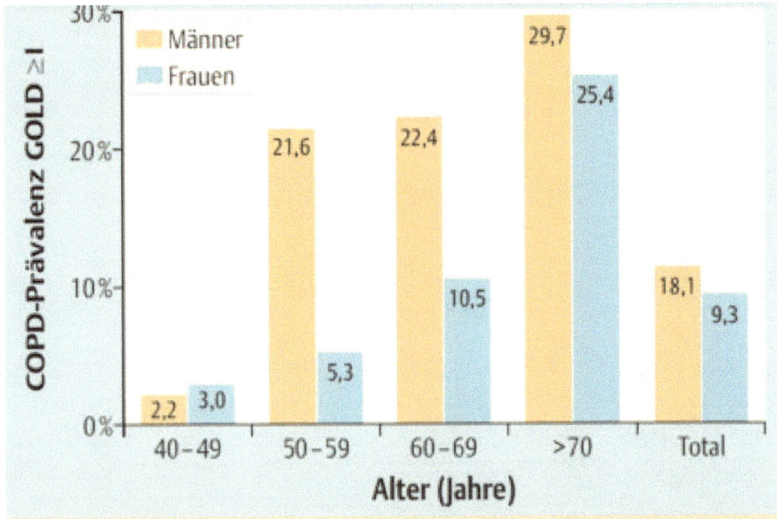

Prävalenz der COPD GOLD ≥ I nach Alter und Geschlecht. Die Häufigkeit der COPD im GOLD-Stadium ≥ I insgesamt (n = 683) und in den verschiedenen Altersklassen ist getrennt für Männer (n = 349) und Frauen (n = 334) dargestellt.

Abbildung 2 Prävalenz der COPD GOLD ≥ 1 nach Alter und Geschlecht: H. Geldmacher, H. Biller, A. Herbst, K. Urbanski, M.Allison, A.S. Buist, J.M. Hohfeld, T. Welte, Die Prävalenz der COPD in Deutschland Ergebnisse der BOLD-Studie
http://www.nddmed.com/downloads/2008002%20Die%20Prevalenz%20der%20COPD%20in%20Deutschland%20Geldmacher%20Dtsch%20Med%20Wschrift%202008.pdf

In dieser Abbildung wird die Anzahl der Raucher in den jeweiligen Altersklassen und Geschlechtern angezeigt. Hier ist das Augenmerk besonders auf die weiblichen Studienteilnehmer im Alter zwischen 40 und 49 zu richten. Anhand dieser Auswertung geht man davon aus, dass die Frauenquote der COPD-Erkrankten maßgeblich in den nächsten Jahren steigen wird.

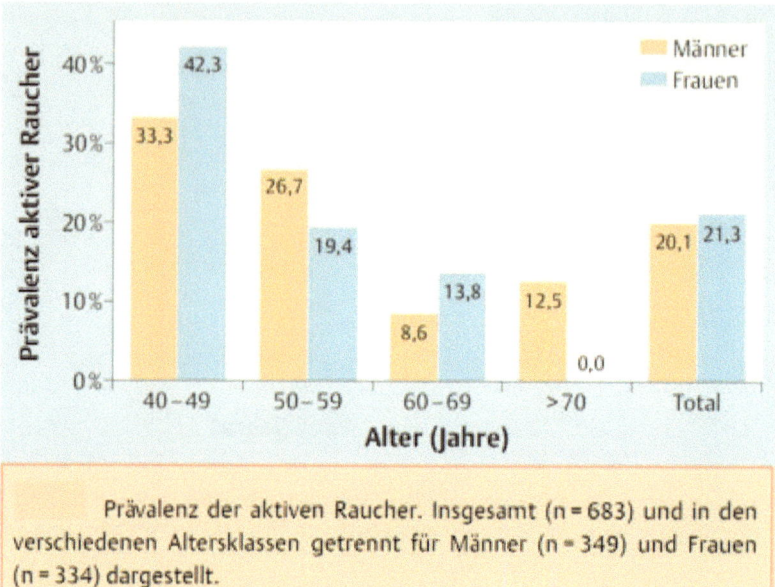

Prävalenz der aktiven Raucher. Insgesamt (n = 683) und in den verschiedenen Altersklassen getrennt für Männer (n = 349) und Frauen (n = 334) dargestellt.

Abbildung 3 Prävalenz der Raucher: H. Geldmacher, H. Biller, A. Herbst, K. Urbanski, M.Allison, A.S. Buist, J.M. Hohfeld, T. Welte, Die Prävalenz der COPD in Deutschland Ergebnisse der BOLD-Studie
http://www.nddmed.com/downloads/2008002%20Die%20Prevalenz%20der%20COPD %20in%20Deutschland%20Geldmacher%20Dtsch%20Med%20Wschrift%202008.pdf

3.2   Prognose der BOLD Studie

Die Ergebnisse der BOLD Studie zeigen, dass das Risiko eine COPD zu bekommen stark vom Rauchen und dem steigendem Alter abhängig ist. Aufgrund der Tatsache, dass unsere Gesellschaft immer älter wird, geht man davon aus, dass die Anzahl der COPD Erkrankten steigen wird, besonders im Bereich der Frauen.

Laut der WHO wird die Zahl der COPD Prävalenz, in Deutschland, auf rund 6,8 Mio. geschätzt. Da die Tendenz zunimmt, ist diese Erkrankung als Volkskrankheit zu bezeichnen. In der Rangliste „Der häufigsten natürlichen Todesursachen" stieg diese Erkrankung im Jahre 1990 von Platz 6 auf Platz 4. Bis zum Jahre 2020 geht die WHO davon aus, dass sie Platz 3 erreichen wird.

Dennoch bleibt die Dunkelziffer hoch und auf erhobene Statistiken kann man sich nicht zu 100% berufen, da die COPD eine Erkrankung ist die viele mit sich tragen, es aber nicht wissen.[13]

---

[13] H. Geldmacher, H. Biller, A. Herbst, K. Urbanski, M. Allison, A.S. Buist, J.M. Hohfeld, T. Welte
Die Prävalenz der COPD in Deutschland Ergebnisse der BOLD-Studie, www.nddmed.com

4 Ausübung auf die Lebensqualität

Die COPD ist eine Erkrankung, die sich in Abhängigkeit des Schweregrades unterschiedlich auf das Leben auswirken kann. Es sind nicht nur die physischen Einschränkungen, die man erlebt, sondern auch die psychischen, mit denen man sich auseinander setzen muss. Einfache Aufgaben, wie das Einkaufen oder das Bewegen innerhalb der Wohnung können in einem fortgeschrittenem Stadium der Erkrankung zu einer wahren Belastungsprobe für die Betroffenen werden. Allein der Gedanke eine unheilbare Krankheit zu haben, lässt viele Menschen den Mut verlieren und gibt in der ersten Zeit den Anlass sich von Anderen zu distanzieren. In der Zeit nach der Diagnosestellung benötigt man jemanden, der einen im Hinblick auf den Umgang mit der Erkrankung stützt, begleitet und motiviert. Diese Personen sollten in erster Linie Angehörige aber auch der behandelnde Arzt sein.

Man läuft Gefahr in einen Teufelskreis zu geraten. Es bedeutet, dass man die anfänglichen Defizite oder Anzeichen nicht als Gefahr sieht und auch nicht zum Arzt geht. Sobald die Beschwerden zunehmen und man sich einer Behandlung unterzieht, wird die Diagnose gestellt und man kommt an einen kritischen Punkt. Anhand von Erfahrungsberichten, kann man durchaus sagen, dass viele Erkrankte in ein Loch fallen und sich erst einmal aufgeben. Nun ist die COPD eine Erkrankung die im Laufe der Zeit immer schlimmer wird und immer mehr Defizite im Alltag auf weißt. Die Gefahr depressiver zu werden nimmt im späteren Verlauf immer mehr zu. So sind Tätigkeiten, wie das Treppensteigen im frühen Stadium gut zu bewältigen, im späteren Verlauf aber fast unmöglich. Dies hat zur Folge, dass man unbeweglicher wird und gegebenenfalls an Gewicht zunimmt. Sowohl die geringe Bewegung als auch das Übergewicht sind Faktoren, welche der Lunge das Arbeiten noch schwerer machen und eine rapide Verschlechterung begünstigen. Auch die Problematik „Untergewicht" kann auftreten, da durch die vermehrte Atemarbeit ein höherer Energiebedarf entstehen kann. Um diesen Problemen präventiv entgegen zu wirken sind Ernährungsberatungen und Rehabilitationssport gute Maßnahmen, um den Betroffenen im Umgang mit der Krankheit zu unterstützen, aber auch, um ihn sozial zu stärken, indem man ihn mit anderen Betroffenen zusammen bringt. Nahrungsmittel die eiweißreich sind, sollten hier an erster Stelle verzehrt werden, da Eiweiß als Baustoff für den Körper dient. So wird das Muskelwachstum gefördert. Auch kohlenhydratreiche Kost wird empfohlen, wenn man unter Untergewicht leidet. Die Aufnahme von Flüssigkeit ist besonders wichtig, da sie den Bronchialschleim flüssig hält, was wiederrum das Abhusten erleichtert. Des Weiteren wird von großen Mahlzeiten und Nahrungsmittel, die blähend wirken abgeraten. Beide können durch ihre Völle Druck auf das Zwerchfell ausüben und die Atemarbeit der Lunge behindern. Der Rehabilitationssport dient dazu, dass die Betroffenen ihre Belastbarkeit und Muskulatur trainieren, um anstrengende Situationen besser handhaben zu können und um ein schnelleres Voranschreiten der Krankheit zu verhindern. So gehören auch

Atemschulungen zum Präventivprogramm, damit man sich in Belastungssituationen besser erholen kann.

Auch das Thema Rauchen spielt bei einigen COPD Erkrankten eine große Rolle. Es versteht sich von selber, dass diese Gewohnheit beendet werden sollte, um einen großen Belastungsfaktor für Lunge und Gesundheit zu beseitigen. Das Rauchen ist einer der Hauptgründe dafür, dass Menschen erst an COPD erkranken. [14]

Des Weiteren muss man Zeit für Schulungen mitbringen. Wie bereits im Abschnitt „Therapie" angesprochen, sind diese besonders wichtig. Gerade in der Anfangszeit steht man vor einem riesigen Berg aus Fragen, die beantwortet werden müssen, um die optimale Versorgung für sich selbst zu gewährleisten. Bei den Schulungen geht es um alle Themen, die wir bereits angesprochen haben. Diese sind: Ernährung, Rauchentwöhnung, Sport, Atemgymnastik, Medikamenteneinnahme, das Verhalten bei einer Exazerbation und der Erhalt des sozialen Umfeldes. Ich persönlich sehe einen großen Vorteil in diesen Schulungen, da man auf Gleichgesinnte trifft. Man hat die Möglichkeit Erfahrungswerte auszutauschen, neue Kontakte zu knüpfen und auf Verständnis zu treffen, was andere Leute wie z.B. die Kollegen am Arbeitsplatz nicht haben. Das Gefühl nicht allein zu sein und kollektive Stärke zu erfahren, sehe ich als Motivation, um die Krankheit am besten zu bewältigen. Die Einschränkung der COPD auf die Lebensqualität ist meiner Meinung nach individuell zu sehen. Zweifellos schränkt sie ein und zwingt den Betroffenen sich anzupassen, doch die Betroffenen selbst bestimmen inwieweit sie ihr Leben anpassen und wie schnell sie sich darauf einlassen. Der starke Wille sich nicht unter kriegen zu lassen und seinen Lebensstil anzupassen ist der Weg der ein Leben mit COPD ermöglicht.

Als Intensivkrankenpfleger habe ich mit sehr vielen COPD Kranken zusammengearbeitet und kann durchaus sagen, dass es Einige gab, die sich nicht anpassen konnten und durch das Rauchen öfters in eine Exazerbation gerutscht sind. Es waren meistens Patienten im GOLD-Stadium 3 oder 4, die als Notfälle in die Klinik gekommen sind. Die Tatsache, dass im Gepäck immer wieder Zigaretten vorzufinden waren, hat mir selber gezeigt, dass die Krankheitseinsicht nur geringfügig vorhanden war, jedenfalls übertrumpfte sie den Willen, um mit dem Rauchen aufzuhören nicht. Das Argument „Es ist zu schwer das Rauchen aufzuhören" war eins der Führenden, welches man von den Patienten gehört hat. Oftmals habe ich diese Extreme als sehr schwach und bemitleidenswert gesehen und empfunden. Man konnte diesen Patienten oftmals ansehen, dass sie alleine und depressiv waren. Sie waren oftmals in einem verwahrlosten körperlichen Zustand und ihre Körpersprache verriet sehr viel. Sie redeten alles schlecht und sie klagten ihr Leid offen und ehrlich, was natürlich auch in Ordnung war.

Ich habe aber auch andere Patienten gesehen und kennengelernt, die das komplette Gegenteil waren. Sie waren bemüht sich anzupassen und ihren Lebensstil zu verändern, leider hat dies nicht immer funktioniert und Sie rutschten trotzdem in eine CO2 Narkose. Man erfährt die COPD also als eine unberechenbare Krankheit, die sich trotz

---

[14] Patientenorganisation Lungenemphysem und COPD-Deutschland, COPD- Auswirkungen auf Alltag, Psyche und Lebensqualität, www.leichter-atmen.de

Mühen und harter Arbeit den Lebensstil zu verändern, trotzdem hemmungslos weiterentwickelt und Betroffene in unerwartete Situationen bringt.

5 Auswirkungen aus Ökonomischer Sicht

Aus wirtschaftlicher Sicht ist die COPD eine Krankheit, die enorme Kosten entstehen lässt. Aufgrund der Tatsache, dass es immer mehr betroffene gibt und diese Krankheit laut Schätzungen der WHO bald auf Platz drei der „Häufigsten Todesursachen" steht, werden in den nächsten Jahren auch noch mehr Kosten entstehen. Der geringe Leidensdruck zu Beginn und die späte diagnostische Feststellung der Krankheit sind sehr problematisch. Das bedeutet, dass sich viele Betroffene bereits in einem weiteren Stadium der Erkrankung befinden, was die Therapie eindeutig erschwert.

Dr. Frank-Ulrich Fricke, Gesundheitsökonom aus Nürnberg, betont, man solle der Prävention mehr Aufmerksamkeit schenken. Es muss also mehr für die Aufklärung getan werden, um die Eigenverantwortung der Patienten bzw. Erkrankten zu stärken. Besonders im Bereich Anti-Raucher-Programme muss mehr passieren, weil dies die Hauptursache für die COPD ist und die medikamentöse Wirkung der Bronchodilatoren und anderen Medikamenten nur dann zu 100 Prozent gewährleistet ist.[15]

Bei Volkskrankheiten wie der COPD sind es nicht nur die entstehenden Behandlungskosten die anfallen. Die entstehenden Kosten teilen sich auf, in die direkten Kosten und indirekten Kosten. Die direkten Kosten umfassen die ärztlichen Leistungen im ambulant und stationären Bereich, sowie die nichtärztlichen Leistungen wie Rehabilitation, Arzneimittel, Hilfsmittelausgaben und Krankengeld. Bei den indirekten Kosten sprechen wir von verlorenen Kosten, die mit Frührente oder frühzeitigem Tod und dem daraus resultierenden Produktionsverlust einhergehen.

---

[15] Bischoff Angelika, COPD: Lungenerkrankung mit steiler Karriere, www.aerzteblatt.de

Doch was kostet die COPD denn nun? Zum Thema „volkswirtschaftliche Bedeutung" wurden im Jahre 2004 erstmals die ersten Daten in Deutschland veröffentlich. So ergaben sich für das Jahr 2002 zusammengefasst aus direkten und indirekten Kosten durchschnittliche Ausgaben von 3027€ pro COPD Patient.

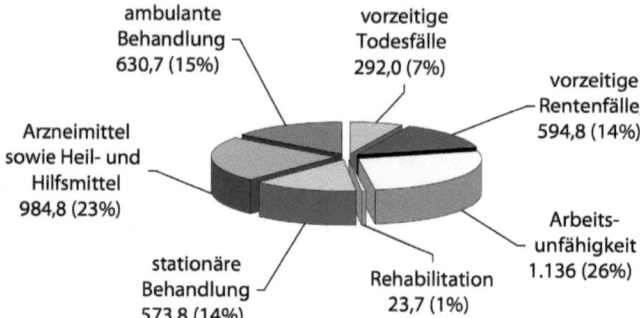

Dargestellt sind die direkten und indirekten Kostenarten für die COPD in Deutschland in Millionen € und ihr prozentualer Anteil an den Gesamtkosten von 4,2 Mrd. € im Jahr 2002 [20].

Abbildung 4 direkte- und indirekte Kostenarten für die COPD: Linger, Schultz, Schwartz, Volkskrankheit Asthma/COPD Bestandsaufnahme und Perspektiven,2007, Springer Medizin Verlag, Heidelberg, S.40, https://bibproxy.rz.rfh-koeln.de/cgi-bin/nph-bibprox.cgi/000000A/http/download.springer.com/static/pdf/392/bok=25253A978-3-540-70920-6.pdf=3fauth66=3d1424472866_79701835b8d9999c28af486272093a02=26ext=3d.pdf

Die Gesamtausgaben der COPD beliefen sich im Jahr 2002 auf schätzungsweise insgesamt 4,2 Mrd. €. So wurden die Gesamtausgaben in unserem Gesundheitssystem
um ca. 1,4% belastet. Des Weiteren nimmt die COPD 17,5% der Ausgaben für Lungenerkrankungen ein.[16]

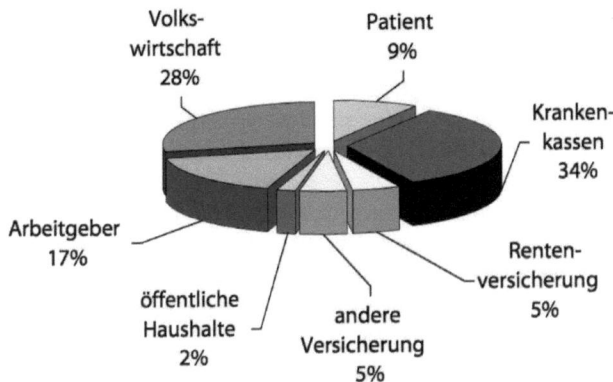

Dargestellt ist der prozentuale Anteil der Kostenträger an den Gesamtkosten
von 4,2 Mrd. € im Jahr 2002 für die COPD in Deutschland [20].

Abbildung 5 Kostenträger an den Gesamtkosten prozentual: Linger, Schultz, Schwartz,
Volkskrankheit Asthma/COPD Bestandsaufnahme und Perspektiven,2007, Springer
Medizin Verlag, Heidelberg, S.42, https://bibproxy.rz.rfh-koeln.de/cgi-bin/nph-
bibprox.cgi/000000A/http/download.springer.com/static/pdf/392/bok=25253A978-3-
540-70920-
6.pdf=3fauth66=3d1424472866_79701835b8d9999c28af486272093a02=26ext=3d.pdf

---

[16] Linger, Schultz, Schwartz, Volkskrankheit Asthma/COPD, bibproxy.rz.rfh-koeln.de

6 Fazit und Ausblick

Aus den Recherchen, welche ich für die Arbeit durchgeführt habe, ist es mir gelungen, einen tiefen Einblick zum Thema COPD zu erlangen. Ich persönlich denke, dass das Krankheitsbild der COPD etwas Heimtückischen gleich kommt. Der Grund dafür liegt darin, wie sich die Krankheit entwickelt. Betroffene spüren anfangs nicht, welche Krankheit sie ereilt hat und bekommen die Diagnose erst wenn es meist schon zu spät ist. Nichts desto trotz gibt es Wege den Verlauf selber zu bestimmen bzw. einen Einfluss darauf zu haben, indem man seinen Lebensstil anpasst und eine gewisse Compliance gegenüber der Krankheit entwickelt. Wie wir erfahren haben wird die Krankheit der COPD in den nächsten Jahren einen Zuwachs erfahren und ich selber bin davon überzeugt. Es muss nicht unbedingt mit dem Hauptgrund der Erkrankung, dem Rauchen, zu tun haben. Ich denke, dass es auch andere zunehmende Einflüsse gibt die sich stark auf unserer Gesundheit auswirken und ebenfalls eine COPD begünstigen. Zum Beispiel ist das Krankheitsbild des Diabetes auf einem starken Vormarsch. Viele Kinder im jungen Alter kennen das „Kind sein" nicht mehr so wie es vor 50 Jahren mal war. Die Technik rückt immer mehr in den Vordergrund und zwingt junge Leue quasi dazu, sich die ganze Zeit vor dem Fernseher oder einer Spielkonsole niederzulassen. Körperliche Aktivitäten sind meiner Meinung nach für viele ein Fremdwort und auch die Ernährung spielt hierbei eine große Rolle. Das Thema Abgase in Großstädten ist ebenfalls ein Faktor der auf unsere Gesundheit starken Einfluss nimmt und der demographische Wandel, den wir in unserer Gesellschaft erleben wird einen starken Teil dazu beitragen, weshalb das Krankheitsbild der COPD in den nächsten Jahren immer häufiger auftritt. Aber was kann man dagegen tun und wie kann man dagegen vorgehen?! Ich denke, dass die Antwort in der Eigenverantwortung liegt. Viele Leute sollten sich über die Konsequenzen im Klaren sein, wenn sie stark Rauchen oder auch ihre Kinder dem Zigarettenrauch aussetzten. Aber viele sind sich nicht über die Gefahren bewusst und denken auch nicht darüber nach, weshalb sie nur schwer für solche Themen bzw. Gefahren zu sensibilisieren sind. Nichts desto trotz sollte man nicht aufhören den Schweregrad der „ Aufklärung" zu senken und weiter daran ansetzten, prädestinierte Leute, wie die Raucher über die Konsequenzen aufzuklären. Das es Leute gibt, die trotz einer COPD im GOLD Stadium vier weiter rauchen, weiß ich sehr gut, weil ich mit vielen in Kontakt gekommen bin. Es sind leider auch oftmals Leute, die man nicht mehr rehabilitieren bzw. für einen gesunden Lebensstil sensibilisieren kann und die sich meiner Meinung nach aufgegeben haben. Man bezeichnet sie nicht ohne Grund als sogenannte „Drehtürpatienten". Selbstverständlich kann man diese nicht von einer Behandlung ausschließen aber eigene Erfahrungen zeigen, dass der Versuch positiv auf sie einzureden bzw. einzuwirken zwecklos ist. Es wird sich in den nächsten Jahren zeigen, wie sich das Verhalten der Gesellschaft wandelt, doch wenn man den Prognosen und Schätzungen Glauben schenken kann, wird die Compliance nur bei Wenigen komplett erreicht werden.

Abbildungsverzeichnis

Tabellenverzeichnis

Abkürzungsverzeichnis

COPD   chronical obstruktive pulmonary disease

BGA   Blutgasanalyse

NIV   Nich invasive Beatmung

ZVK   zentraler Venenkatheter

Literatur- und Quellenverzeichnis

Onmeda (2014): Onmeda Redaktion, COPD (chronisch obstruktive Lungenerkrankung), 18.Juli 2014, http://www.onmeda.de/krankheiten/copd.html. (Datum des Zugriffs 24.01.2015)

Netdoktor Wissen für Gesundheit (2015): Mira Seidel, COPD, 13. Januar 2015, http://www.netdoktor.de/krankheiten/copd/#TOC1 (Datum des Zugriffs 24.01.2015)

Symptomat (2014): Dr. Nonnenmacher,Chronisch obstruktive Bronchitis,19.März 2014 http://symptomat.de/Chronisch_obstruktive_Bronchitis#Typische_Symptome_und_Anz eichen_bei_chronisch_obstruktiver_Bronchitis. (Datum des Zugriffs 26.01.2015)

Onmeda (2014): Onmeda Redaktion, Chronisch obstruktive Bronchitis, 08. April 2014, http://www.onmeda.de/krankheiten/chronisch_obstruktive_bronchitis-definition-3102-2.html. (Datum des Zugriffs 26.01.2015)

Onmeda (2014): Onmeda Redaktion, Chronisch obstruktive Bronchitis, 08. April 2014, http://www.onmeda.de/krankheiten/chronisch_obstruktive_bronchitis-ursachen-3102-3.html. (Datum des Zugriffs 26.01.2015)

Thieme Verlag (2009): Fr. Schewior-Popp, Hr. Sitzmann und Hr. Ullrich, Das Lehrbuch für Pflegende in der Ausbildung 11. Auflage S.852-S.853. 2009

Onmeda (2013): Till Hansmeier, Lungenemphysem Definition, 30. September 2013, http://www.onmeda.de/krankheiten/lungenemphysem-definition-1394-2.html (Datum des Zugriffs 02.02.2015)

Alpha1-deutschland (): Alpha 1 Deutschland, Alpha 1 Antitrypsin Mangel Was ist das?, http://www.alpha1-deutschland.org/alpha-1-antitrypsin-mangel (Datum des Zugriffs 02.02.2015)

Thieme Verlag (2008): Lexikon der Krankheiten und Untersuchungen 2. Auflage S.601, 2008

COPD-Deutschland (2014): COPD-Deutschland e.V.,Jens Lingemann, Diagnostik bei obstruktiven Lungenerkrankungen Informationen für Betroffene und Interessierte, April 2014, S.13-S.20 http://www.copd-deutschland.de/pages/public/patientenratgeber/crossmed/diagnostik.pdf (Datum des Zugriffs 04.02.2015)

Netdoktor Wissen für Gesundheit: Mira Seidel, COPD, 13. Januar 2015 http://www.netdoktor.de/krankheiten/copd/therapie/ (Datum des Zugriffs 04.02.2015)

Nddmed (2008): H. Geldmacher, H. Biller, A. Herbst, K. Urbanski, M.Allison, A.S. Bu-ist, J.M. Hohfeld, T. Welte, Die Prävalenz der COPD in Deutschland Ergebnisse der BOLD-Studie, 2008 (Datum des Zugriffs 8.02.2015) http://www.nddmed.com/downloads/2008002%20Die%20Prevalenz%20der%20COPD %20in%20Deutschland%20Geldmacher%20Dtsch%20Med%20Wschrift%202008.pdf

Leichter atmen (2013): Jens Lingemann, COPD- Auswirkungen auf Alltag, Psyche und Lebensqualität, 30. April 2013, http://www.leichter-atmen.de/pressemitteilungen/copd-auswirkungen (Datum des Zugriffs 06.02.2015)

Springer (2007): Linger, Schultz, Schwartz, Volkskrankheit Asthma/COPD Bestands-aufnahme und Perspektiven,2007, Springer Medizin Verlag, Heidelberg, S.37 - 42, https://bibproxy.rz.rfh-koeln.de/cgi-bin/nph-bibprox.cgi/000000A/http/download.springer.com/static/pdf/392/bok=25253A978-3-540-70920-6.pdf=3fauth66=3d1424472866_79701835b8d9999c28af486272093a02=26ext=3d.pdf